SALIES-DE-BÉARN

NOTICE MÉDICALE

SUR SES EAUX CHLORURÉES SODIQUES, BROMO - IODURÉES

ET

OBSERVATIONS CLINIQUES

Par le Docteur A. DUPOURQUÉ

MÉDECIN INSPECTEUR

Prix : Un Franc

PAU

Imprimerie Garet, rue des Cordeliers, 11

1882

NOTICE MÉDICALE

SUR LES

EAUX DE SALIES-DE-BÉARN

PAU. — IMPRIMERIE GARET, RUE DES CORDELIERS.

SALIES-DE-BÉARN

NOTICE MÉDICALE

SUR SES EAUX CHLORURÉES SODIQUES, BROMO-IODURÉES

ET

OBSERVATIONS CLINIQUES

Par le Docteur A. DUPOURQUÉ

MÉDECIN INSPECTEUR

PAU

Imprimerie Garet, rue des Cordeliers, 11

1882

SALIES-DE-BÉARN

Salies-de-Béarn est un chef-lieu de canton de
l'arrondissement d'Orthez (Basses-Pyrénées), situé
à 16 kilomètres de cette ville, à 6 kilomètres de Puyôo,
point de jonction des deux lignes de Bayonne à
Toulouse et de Dax à Pau (1), à 2 heures de Pau et de
Bayonne, à 17 heures de Paris. La ville s'étend à l'ex-
trémité d'un vallon et est protégée presque de tous
côtés par des côteaux qui la défendent des vents. Les
eaux salées, qui émergent de la base d'une colline
de gypse après avoir puisé leur minéralisation sur un
banc de sel gemme situé à une soixantaine de mètres
de profondeur et d'une épaisseur d'environ 15 mètres,

(1) NOTA. — Les travaux de la ligne de Puyôo à Saint-Palais, commencés
depuis plusieurs années étant aujourd'hui tres-avancés, il est probable que
la voie sera livrée à la circulation dans le courant de l'année 1883. La gare
de Salies sera placée a quelques pas de l'établissement.

se réunissent au milieu de la ville dans un vaste réservoir qui était autrefois à ciel ouvert, entouré d'une lourde grille de fer. Les habitants s'y baignaient à volonté, et la population de Salies, renommée pour sa force et sa robuste constitution, passait pour devoir à ces habitudes balnéaires les puissantes qualités physiques de sa race. En 1861, le bassin fut recouvert par une voûte en pierre, et cet emplacement où se trouve également la mairie, est maintenant la place *dite du Bayaa*. La source est également appelée source *du Bayaa*, ou fontaine *salée*. Elle alimente la fabrique de sel, située à proximité, et qui fournit chaque année plus de 3 millions de kilos de sel, par évaporation constante et à feu nu dans des chaudières à large surface. L'Etablissement des bains est dans l'enceinte de l'usine, à côté d'une belle place-promenade ; il se compose de deux parties : 1° l'ancien établissement qui comprend douze cabinets de bains et une salle de douches ; 2° le nouvel établissement communiquant avec le premier et comprenant vingt cabinets très-confortablement installés, une salle de douches (en jet, en pluie, en cercle), et une douche à jet très-fin pour le traitement des engorgements ganglionnaires et de certaines affections de la peau (acné lupus, etc.) Deux cabinets de toilette sont placés à côté de la salle de douches. Aux premières, comme aux secondes, les baignoires sont en bois. L'eau y est amenée par des tuyaux communiquant d'un côté avec un bassin d'eau salée froide et un bassin d'eau douce froide, de l'autre avec des bassins où l'on chauffe l'eau minéralisée et l'eau douce au moyen d'une machine à vapeur. Le nouvel établissement a sa façade sur un jardin public des plus agréables ; on trouve au premier étage de l'établissement un salon de conversation et de lecture.

La saison est ouverte du 15 mai au 1er novembre.

NOTICE MÉDICALE

Composition et mode d'action des Eaux. — Les eaux de Salies-de-Béarn chlorurées sodiques, bromo-iodurées n'en sont plus à faire leurs preuves. Depuis bientôt vingt ans qu'elles sont entrées dans la thérapeutique hydrologique, leur réputation n'a fait que s'accroître, et l'on peut dire aujourd'hui qu'elles ont définitivement acquis, par leur valeur et leurs succès, la place importante à laquelle les destinaient d'avance une composition chimique et une richesse de minéralisation sans égales.

La source principale, appelée *Source du Bayaa*, ou *Fontaine-Salée*, a été l'objet, tant au point de vue industriel que thérapeutique, de plusieurs analyses de la part des chimistes les plus distingués. En 1834, Pomier, pharmacien à Salies, démontrait la présence du brome et de l'iode dans les eaux-mères. Plus tard Mialhe, Figuier et Filhol signalaient la puissance de minéralisation de ces eaux ; puis vint la première analyse complète publiée par Ossian Henry père, et reprise plus tard par Reveil et Ossian Henry fils.

Elle donnait les résultats suivants :

(par litre).

Chlorures anhydres.	de sodium...............	216.020
	de potassium...........	2.080
	de calcium.............	Traces.
	de magnésium..........	
Sulfates anhydres.	de soude...............	
	de potasse.............	9.750
	de magnésie...........	
	de chaux...............	
	Iodures alcalins..........	Traces.
	Bromures alcalins........	1.050
	Phosphate, silice, alumine.	Traces.
	Sesqui-oxyde de fer......	
	Matières organiques......	5.500
	Bicarbonate de chaux.....	Traces.
	— de magnésie..	
	Total.......	234.400

Plus récemment, le Dr Garrigou, dont la compétence est universellement connue, faisait, sur de nouvelles bases, un dernier examen de nos eaux et voici les précieux résultats auxquels il est arrivé :

ANALYSE DE L'EAU SALÉE DE LA SOURCE DU BAYAA.

(par litre).

Chlorures de sodium..................... 229.254

— de potassium.................. 0.354

— de calcium.................. 6.495

Chlorures de magnésium.................	6.792
— de lithine.....................	Traces.
Sulfate de soude........................	9.094
— de potasse......................	0.212
— de chaux........................	0.797
— de magnésie.....................	3.750
— de lithine......................	Traces.
Bromure de magnésium.................	0.473
Iodure de sodium.......................	0.053
Alumine de fer.........................	0.460
Silicate de soude.......................	0.254
Carbonate de soude.....................	Traces.
Matières organiques....................	Non dosées.
Total............	257.988

ANALYSE DES EAUX-MÈRES

OU RÉSIDU LIQUIDE DE L'EXTRACTION DU SEL

(par litre).

Chlorure de sodium.....................	223.335
— de potassium...................	55.009
— de lithine.....................	1.500
— de calcium.....................	1.800
— de magnésium..................	155.203
Sulfate de magnésie....................	11.245
Bromure de magnésium.................	10. »
Iodure de magnésium...................	0.949
Silicate de soude.......................	0.272

Alumine de fer......................... 0.180

Carbonate de soude..................... Traces.

Matières organiques.................... 15. »

Perte.................................. 12.800

Total.......... 487.293
de résidus solides.

De ces analyses il ressort que la caractéristique principale des eaux de Salies est la force de leur minéralisation, leur richesse absolue en chlorures de sodium, de calcium et de magnésium, leur richesse proportionnelle en bromures et iodures alcalins.

Comparées avec les eaux similaires de la France et de l'étranger, elles occupent le *premier rang* et défient toute concurrence. Ainsi, tandis que *Kreusnach*, la plus fréquentée des chlorurées sodiques de l'Allemagne, ne renferme que 12,1819 de sels et tandis qu'en France, *Salins*, dans le Jura, n'en renferme que près de 30, *Salies-de-Béarn* en contient 258. De même pour les eaux-mères, où la proportion est de 487.9 pour 1,000 à Salies, alors qu'elle est 316 à Kreusnach et de 257 à Salins. Une prépondérance incontestable existe donc au profit de Salies et démontre surabondamment que sans se laisser entraîner à l'étranger par une vogue peu justifiée, les tributaires des sources chlorurées-sodiques sont sûrs de trouver parmi nous des eaux bien supérieures à toutes leurs congénères.

Il suffit du reste d'examiner séparement les princi-
pales substances énumérées plus haut pour se rendre
compte de la valeur thérapeutique de chacune d'elles
et prévoir le rôle important qu'elles peuvent être
appelées à remplir : le *Chlorure de Sodium*, par
exemple, par son action bien établie en physiologie
sur les phénomènes de la nutrition et par la manière
dont il favorise dans le sérun du sang le conflit de
l'oxygène avec les globules rouges (*Robin, Gubler*); le
chlorure de calcium, par son action stimulante sur
toute l'économie et particulièrement sur les glandes
lymphatiques ; le *chlorure de potassium*, par son
action sur les tissus musculaires dont il augmente la
combustion respiratoire (*Gubler*), et, par suite, la
contractilité (*Liebig*); les *iodures* par leurs propriétés
altérantes et résolutives bien connues ; les *bromures*
par leurs effets sédatifs sur le système nerveux.

Je dois faire remarquer aussi les différences quan-
titatives qui existent entre la composition de l'eau
naturelle et celle des eaux-mères ; la première, plus
riche en chlorures; les secondes, plus riches en
bromures et en iodures, de sorte que, dans le traitement balnéaire, on peut à volonté faire prédominer
tel ou tel agent hydrologique.

Mode d'administration. — L'eau de Salies est
principalement employée en bains : bains d'eau salée
pure, préalablement chauffée au degré voulu, ou

bains mitigés par une plus ou moins grande quantité (1/3 1/2 1/4) d'eau ordinaire, ou encore additionnée de doses déterminées d'eaux-mères ; bains locaux, de jambes, de pieds, avec ou sans addition d'eau-mère ; douches générales ou locales d'une durée variable ; application locale d'eau-mère ou d'eau salée ; tels sont les différents modes d'administration des eaux.

Elles s'emploient aussi quelquefois à l'intérieur à titre d'adjuvant, utile dans certains cas, mais non indispensable à une bonne cure.

Emploi thérapeutique. — Essentiellement *toniques et reconstituantes*, les eaux de Salies ont d'abord une action des plus marquées dans certaines formes d'*anémie* et de *chloro-anémie*, rebelles aux préparations martiales ordinaires ; dans ces états d'*atonie des tissus et des organes*, résultant d'un défaut d'énergie fonctionnelle, et entr'autres, dans les cas bien établis maintenant *de déviations de la colonne vertébrale*, dites essentielles ou légitimes (Ch. Taylor) si fréquentes chez les jeunes filles de la société et qui tiennent à une insuffisance de tonicité des groupes musculaires du rachis. Le *lymphatisme et la scrofule*, à tous leurs degrés, et quelles que soient leurs manifestations sur les divers organes de l'économie, sont ensuite les deux états *diathésiques* contre lesquels les eaux de Salies agissent de la manière la plus incontestable, et c'est ainsi que, par exemple, les *engorgements ganglionnaires* cervicaux, axillaires ou inguinaux, les *adénopathies bronchiques* ou *mésentériques*, sont presque toujours très-heureusement modifiés par un traitement balnéaire plus ou moins prolongé. L'action de ces eaux n'est pas moins efficace dans la plupart *des manifestations plus profondes de la scrofule*, que ces manifestations s'exercent soit sur certains tissus comme les cartilages, les os, le périoste, les synoviales, soit sur certains viscères eux-mêmes. Aussi, voit-on souvent des *coxalgies*, des *périostites*, des *ostéites*, des *arthrites* et *tumeurs blanches* diverses retirer d'une cure chlorurée sodique appropriée des résultats qui avaient résisté aux traitements chirurgicaux les mieux dirigés. De même pour les manifestations de la diathèse strumeuse sur certaines muqueuses *(ozène, otite, otorrhée)*, sur la peau *(lupus, acné indurée)*, sur les yeux *(ophthalmies, kératites scrofuleuses)* (1); de même enfin dans le rachitisme à ses différentes périodes.

Citons, d'autre part, comme pouvant être favorablement modifiés, certains rhumatismes musculaires et articulaires chroniques, et quelquefois, notamment lorsqu'il n'y a pas à craindre trop d'excitation, la forme dite *rhumatisme noueux ou déformant*; citons encore certains états parétiques et entr'autres les *paralysies infantiles*. Nous signalerons également

(1) Voir observations — I.

les bons effets des eaux de Salies dans quelques affections utéro-ovariennes *(périmétrites chroniques, métrites catarrhales, engorgements du col, relâchement des ligaments)* et aussi leur action résolutive, nettement constatée, dans certaines formes de tumeurs *fibreuses de l'utérus* (1). Nous indiquerons encore leurs effets reconstituants dans les *cachexies syphilitiques*, ainsi que dans certaines variétés de *phthisie scrofuleuse.* Enfin, nous appellerons l'attention sur le traitement avantageux par nos eaux de quelques névroses, et notamment la *chorée*, alors surtout que ces dernières coïncident avec un appauvrissement plus ou moins marqué du sang (2).

On voit, en résumé, que sans présenter les eaux de Salies comme une panacée universelle, et tout en tenant compte de certaines contre-indications, *(telles que entérites aiguës ou chroniques, maladies du cœur, pléthore, grossesse, plaies extérieures irritables au contact du liquide)*, le cadre des affections dans lesquelles leur emploi peut être recommandé est des plus vastes. On voit surtout que, prophylactiques puissants du lymphatisme et de la scrofule, elles sont en même temps les agents curatifs les plus énergiques des différentes manifestations de ces deux diathèses.

---

(1) Voir observations — II.

(2) Voir observations — III.

De nombreux travaux ont, depuis plusieurs années, péremptoirement démontré tous ces faits. Parmi les plus importants, nous citerons, désireux de rendre cet hommage à sa mémoire, ceux du docteur de Coustalé de Larroque qui a tant contribué à établir la réputation des eaux de Salies, et dont le nom restera attaché au développement de notre station.

OBSERVATIONS CLINIQUES

I

OPHTHALMIES SCROFULEUSES

L'influence de la scrofule et du lymphatisme sur certaines formes d'ophthalmies dites, pour cette raison, scrofuleuses, strumeuses, est si bien établie qu'il est presque banal de le rappeler. De même pour l'action de la médication tonique et reconstituante dans ces affections, comme complément nécessaire du traitement local. Toniques et reconstituantes par excellence, en même temps qu'altérantes, au sens médical du mot, c'est-à-dire propres à corriger, à atténuer la diathèse, les eaux chlorurées sodiques de Salies étaient d'un emploi tout indiqué d'avance dans le traitement général des affections de ce genre. L'expérience a largement confirmé les prévisions faites à cet égard. Par le remontement général imprimé aux organismes débilités, les eaux chlorurées sodiques mettent ces derniers en état d'offrir une plus grande résistance aux retours offensifs des manifestations locales de la diathèse, sur quelque organe ou tissu qu'elles se produisent, et ainsi s'expliquent en grande partie leurs effets dans les ophthalmies auxquelles nous faisons allusion : *Kératites* et *Kérato-Conjontivites phlycténulaires* à répétition, *pannus vasculaires*, abcès et *ulcères asthéniques de la cornée*, etc. Nous avons pour notre part observé un nombre relativement considérable de cas de ce genre dans lesquels les malades soumis, en dehors des périodes aiguës ou pendant ces périodes même, à l'usage méthodique des bains salés ont vu, sous cette influence, leur affection subir une amélioration qui avait résisté aux médications locales les mieux dirigées, et sont restés par la suite à l'abri de nouvelles rechutes ; mais notre intention n'est pas d'insister ici sur ces formes communes d'ophthalmies tributaires d'un traitement général par les eaux de Salies. Nous voudrions plus particulièrement appeler l'attention sur une forme moins fréquente peut-être, mais souvent très-grave, à coup sûr, de l'ophthalmie scrofuleuse, sur la *Kératite parenchymateuse* dont nous avons pu voir dernièrement deux cas, bien confirmés, traités avec succès par la médication chlorurée-sodique.

La *Kératite-parenchymateuse* ou *interstitielle* est une maladie aujourd'hui bien connue. On sait que cet état pathologique a pour caractères principaux de se montrer sur des sujets de 15 à 20 ans, et de présenter une évolution spéciale consistant dans une infiltration nuageuse, diffuse, de la cornée, qui s'étend progressivement à ses différentes couches, disparaît en un point pour gagner le point voisin, frappe d'abord un œil et vient atteindre l'autre ordinairement quand le premier est encore en pleine période d'état, guérit enfin en laissant une intégrité relative de la membrane transparente, mais après avoir presque toujours duré un temps fort long, des semaines, des mois, et quelquefois des années. On sait aussi que depuis les travaux de Hutchinson cette affection a été regardée comme étant dans la majorité des cas une manifestation de la syphilis héréditaire et coïncidant particulièrement avec certaines déformations des dents (dents en W). Peu contestée pendant quelque temps, cette opinion avait pour conséquence naturelle l'application de la médication mercurielle et iodurée au traitement de la maladie ; aussi cette médication fut-elle adoptée presque comme une règle dans la kératite-parenchymateuse. De nombreux succès peuvent être mis à son actif ; mais par contre, que de revers dans certains cas où le traitement corroborant amenait au contraire une prompte guérison ! Des réserves durent donc être faites, au point de vue clinique, tant sur l'origine de la maladie que sur la valeur du traitement mercuriel, comme pierre de touche, et maintenant il est reconnu que si la syphilis congénitale est dans beaucoup de cas la cause certaine de la kératite-parenchymateuse, cette affection peut aussi se développer en dehors de cette tare héréditaire et naître fort souvent sous la seule influence de la scrofule et du rachitisme. C'est en somme une kératite cachectique, constituant une expression morbide de certaines misères organiques: de là, la nécessité d'un traitement avant tout tonique et reconstituant. Les observations suivantes en sont la démonstration éclatante. Elles ont été prises en commun par le docteur Pomier, chirurgien en chef de l'hôpital de Pau et par nous. Si nous les donnons avec quelques détails, c'est pour bien préciser les faits.

OBSERVATION I. — Miss X..., institutrice anglaise, âgée de 23 ans, maigre et frêle, d'un tempérament lymphatique appréciable à première vue, le visage couvert d'acné, le teint pâle, a présenté au commencement de l'hiver 1880-81 les premiers signes d'une kératite grave. Les débuts furent insidieux. Larmoiement et photophobie, injection conjonctivale prononcée et opacité diffuse de la cornée, tels furent les symptômes constatés au début par notre distingué confrère, le docteur Bagnell, de Pau, et par le docteur Pomier, appelé en consultation. Incertain d'abord, le diagnostic de kératite-parenchymateuse à forme vasculaire ne tarda pas à s'imposer, et ce qui rendit de suite la situation très-pénible pour la malade, c'est qu'étant atteinte à l'œil droit d'une amblyopie par défaut d'usage, elle se trouvait frappée presque soudainement d'une interruption complète de la fonction visuelle. En l'absence de renseignements positifs sur la possibilité d'une influence héréditaire spécifique, on songea d'abord à s'attaquer à cette cause présumée de la maladie et un traitement approprié fut institué comme pierre de touche ; mais loin de subir une amélioration, les phénomènes ne firent que s'aggraver. De circonscrite et centrale, l'infiltration était devenue presque généralisée ; en même temps s'était accentué le développement vasculaire dans les couches moyennes, et l'œil était le siège d'une réaction des plus vives, avec douleur et photophobie. Un changement dans la direction du traitement devenait nécessaire. Il fut aussitôt pratiqué. Les toniques sous diverses formes (huile de foie de morue, quinquina, iodure de fer), remplacèrent les préparations mercurielles. Localement, on s'en tint à l'application de compresses d'eau chaude et aux instillations d'atropine. Au bout de quelques jours un léger amendement se produisit, puis il y eut une nouvelle rechute, et finalement quatre mois pleins s'étaient écoulés depuis le début de la maladie sans qu'on eût encore obtenu, sous l'influence des toniques généraux et de l'iodure de potassium donné également à haute dose, autre chose qu'une notable diminution des phénomènes de réaction et un léger éclaircissement du centre de la cornée. C'est alors que, sur les conseils du docteur Pomier, la malade fut envoyée à Salies. Lorsque Miss X... se présenta à ma consultation, la photophobie était encore très-prononcée, ainsi que la vascularisation cornéenne ; le tissu de la cornée était terne ; on apercevait sur divers points des opacités profondes formant des taches blanchâtres. Cet œil ne pouvait voir les grosses lettres du titre d'un journal ; mais par contre et comme cela avait été prévu, l'œil droit, atteint d'amblyopie, s'était peu à peu fortifié sous l'influence de l'exercice et pouvait lire les mêmes caractères avec un verre $+ 12$. Toute médication locale fut suspendue et la malade soumise uniquement au traitement salin intus et extra. Un bain salé tous les jours, et le matin un tasse de bouillon minéralisé avec 20 grammes d'eau mère. La cure fut continuée pendant plus d'un mois. Dès le quinzième jour, une amélioration manifeste commençait à se faire sentir. On remarquait un éclaircissement notable des plaques diffuses de la cornée en même temps qu'un amincissement des vaisseaux kératiques et une disparition presque complète de la conjonctivite concomitante. A la fin du traitement, la vascularisation cornéenne n'existait pour ainsi dire plus et il ne restait au centre de la cornée qu'un trouble laiteux, relativement peu marqué. Plus de photophobie; la malade y voyait non-seulement à se conduire, mais pouvait lire les gros caractères de Snellen à quatre pieds.

Après un mois de traitement par les bains de Salies, Miss X... avait donc plus gagné qu'en cinq mois d'un traitement ordinaire aussi méthodique que possible, et l'on ne saurait dire ici que la maladie a fini par suite de son évolution naturelle, puisque, au moment de l'arrivée à Salies, la kératite était encore en pleine période d'état. J'ajoute que durant l'hiver 1881-82 aucune nouvelle poussée aiguë n'est survenue, la malade ne faisant d'autre traitement que l'application d'un peu de pommade au précipité jaune dans l'œil. Non-seulement l'amélioration acquise s'est maintenue, mais encore l'éclaircissement de la cornée n'a fait que s'accentuer. Il y a deux mois, on ne voyait plus sur la cornée qu'une tâche légère, comme une sclérose centrale, produisant quelques troubles de diffusion assez marqués, mais laissant cependant une acuité 2/3 pour la vision de loin sans verre et une acuité 2/3 avec $+ 20$ pour la vision de près. Il n'y a donc pas encore restitution intégrale ; mais les résultats obtenus ont été assez significatifs pour ne pas permettre de douter de l'action efficace exercée par le traitement salin sur la marche de l'affection.

OBSERVATION II. — Mademoiselle X..., âgée de 15 ans, est une belle jeune personne au teint clair, à la peau lisse et fraîche, pourvue d'un certain embonpoint et n'offrant au premier abord aucun cachet extérieur d'un état maladif. Sa menstruation, bien établie au début, a présenté dans la suite de grandes irrégularités. Son père est mort, il y a trois ans, ataxique et complètement aveugle. A ce moment la jeune fille fut frappée d'une hémiplégie faciale du côté gauche, *a frigore*, dit-on, et qui disparut après quelques mois ; mais en même temps éclataient sur différentes jointures des douleurs rhumatismales très-accusées et peu à peu le côté gauche devenait le siège de mouvements choréiques très-prononcés. Vers la même époque elle fut atteinte du tœnia, ce qui fit penser à une origine réflexe de ces mouvements choréiques. Une pneumonie assez grave survint ensuite dans l'hiver 1880 et laissa la jeune personne long-temps affaiblie avec persistance et même aggravation des mouvements choréiques. Après avoir subi divers traitements pour cette chorée, elle est envoyée à Salies dans l'automne de 1880 et y prend une série de bains sans que des changements bien notables se produisent dans son état, mais retirant cependant de cette saison un remontement général très-appréciable. Dans le courant de l'hiver 1881, l'œil droit devient insensiblement le siège d'un trouble cornéen très-manifeste, donnant à la membrane une teinte de pierre à fusil des plus nettes et sans autre réaction qu'un peu d'injection péri-kératique et une légère photophobie. Le diagnostic ne pouvait être douteux. On avait affaire à une kératite-parenchymateuse à forme indolente. Comme il y avait en même temps des raisons sérieuses de supposer chez elle l'influence héréditaire signalée par Hutchinson et que les dents notamment présentaient les échancrures cata-ractéristiques, un traitement spécifique assez rigoureux fut institué après consultation entre plusieurs confrères des plus autorisés. L'indication était d'autant plus pressante que l'affection cornéenne avait pris rapidement une grande extension, occupant presque toute la membrane, toujours sans grande réaction mais avec une dilatation pupillaire et une tension du globe qui firent craindre un instant des complications glaucomateuses. Les frictions mercurielles sur la peau et l'iodure de potassium à l'intérieur amenèrent une amélioration qui fit supposer que l'on avait touché juste. Après un mois de traitement la cornée s'était sensiblement éclaircie, la vue était notablement revenue ; puis ce fut tout, et le mal resta plusieurs mois stationnaire malgré des reprises de traitement spécifique combinées avec les toniques à l'intérieur. Les choses en étaient là lorsque, vers la fin de l'hiver, le second œil se prit à son tour ; en quelques jours, la cornée se couvrait d'une teinte laiteuse enfumée avec pointillé épithélial. On juge de la désolation de la jeune personne et de ses parents à qui cependant la possibilité de cette éclosion avait été annoncée! L'état anémique de la malade ne permettait guère de continuer l'usage des mercuriaux ; on s'en tint à l'iodure de potassium à haute dose alternant avec le phosphate de fer de Leras, ce dernier destiné à agir plus particulièrement sur la menstruation complètement troublée. En même temps on faisait un traitement local approprié : instillation d'un collyre à la pilocarpine et compresses d'eau chaude sur les yeux. Sous cette influence le mal ne parut pas faire de nouveaux progrès ; à droite, l'opacité restait la même, et à gauche l'infiltration, bien qu'ayant peu gagné, était encore assez étendue.

C'est dans ces conditions que la malade fut envoyée à Salies pour y faire une nouvelle cure dirigée à la fois contre l'affection des yeux et contre l'hémichorée qui persistait toujours.

Très bien supportés, les premiers vingt bains et quelques douches sur le côté gauche, amenèrent une amélioration locale et générale que la malade et son entourage constataient des premiers avec bonheur. D'un côté les mouvements de la main et de la jambe gauches étaient plus coordonnés. De l'autre, les yeux présentaient une

modification des plus marquées ; à droite, la cornée s'était
éclaircie dans toute sa circonférence ne laissant voir qu'une
plaque centrale laiteuse ; à gauche, l'infiltration, qui n'avait
jamais eu les mêmes proportions, était presque complètement dissipée. La malade passa tout l'été à la montagne :
puis, vers la fin d'août, l'œil gauche devint tout à coup le
siège d'une petite poussée de kérato-conjonctivite phlycté-
nulaire que l'on prit d'abord, à tort, pour une rechute de
kératite interstitielle, mais qui disparut au bout de quelques jours par le simple usage d'une pommade au précipité
jaune. La cornée conservait nonobstant une teinte particulière dénotant que l'infiltration n'avait pas complètement
disparu. Une nouvelle saison fut faite à Salies. Après vingt-
cinq bains et vingt-cinq douches, on pouvait constater qu'à
gauche la cornée avait repris toute sa transparence au point
de permettre la lecture courante ; à droite il ne restait plus
qu'un point trouble central avec une dilatation pupillaire
persistante, mais sans injection péri-kératique. Cet état s'est
maintenu tout l'hiver; il n'y a pas eu l'ombre d'une rechute,
la jeune personne continuant d'ailleurs à prendre tantôt de
l'iodure de potassium, tantôt du phosphate de fer, et faisant
de temps en temps usage d'un peu de pommade au précipité
jaune dans l'œil droit. D'autre part une amélioration très-
sensible s'effectuait également dans les troubles choréiformes ; mais l'affection est loin d'être guérie et une ou plusieurs cures seront sans doute encore nécessaires pour
avoir raison de cette incoordination du mouvement.

Cette observation est intéressante à plusieurs
titres. Elle diffère d'abord de la première en ce que la
kératite a affecté ici une forme tout à fait indolente
et a frappé les deux yeux. En second lieu, la personne
atteinte n'est pas seulement une lymphatique avérée,
mais de plus il y a chez elle un état spécifique congé-

nital, et par là-dessus il y a encore une hémichorée, d'origine rhumatismale en apparence, d'origine centrale peut-être d'après quelques autres symptômes. On ne pourrait imaginer un état plus complexe ! heureusement qu'au milieu de ces troubles divers un facteur commun existait : la débilitation de l'organisme, la misère cachectique intrinsèque malgré des dehors florissants, et c'est ce facteur commun qui, autorisant à recourir à la médication reconstituante en même temps qu'altérante de nos chlorurées-sodiques, a permis d'arriver assez rapidement à une modification générale et locale des plus manifestes. Là, où le traitement mercuriel, bien indiqué cependant, n'avait fait qu'effleurer le mal, là où les toniques habituels avaient tout au plus réussi à l'enrayer, le traitement salin est venu précipiter, si l'on peut le dire, l'évolution de cette double kératite-parenchymateuse et amener une guérison presque complète.

Hâter l'évolution de l'infiltration interstitielle habituellement si lente et la hâter dans un sens tout à fait favorable, telle nous paraît être en effet la caractéristique de l'action de nos eaux salées dans cette affection.

Le traitement chloruré-sodique agit-il simplement par le remontement général imprimé à l'organisme comme nous l'avons dit au début ? Jusqu'à quel point ne faut-il pas aussi faire entrer en ligne de compte les effets résolutifs et altérants produits par l'absorption des principes minéralisateurs? Y a-t-il enfin dans cette affection, — qui paraît n'être, d'après les recherches les plus récentes, qu'une infiltration par diapédèse des corpuscules lymphatiques entre les faisceaux fibrilaires de la cornée dissociés ; — y a-t-il une action spéciale, une action élective, produite sur le tissu même de la cornée par les modifications intrinsèques que les globules sanguins subissent sous l'influence des eaux chlorurées-sodiques ?

Ce sont là des points d'interprétation physiologique trop délicats pour que nous visions à les élucider ici. Nous voulons seulement retenir le fait clinique qui ressort de ces deux observations et le signaler à l'attention de ceux de nos confrères qui ont souvent l'occasion de traiter des cas pareils.

Notre savant maître, M. de Weker, dans son cours de *Thérapeutique oculaire*, le docteur Abadie, dans ses remarquables *Leçons cliniques*, le professeur Panas, dans les *Annales d'ophthalmologie*, le professeur Gayet, de Lyon, et bien d'autres encore, ont notamment insisté sur la nécessité d'opposer à la kératite-parenchymateuse une médication absolument tonique et reconstituante. Plusieurs d'entre eux ont particulièrement préconisé les lotions salées et les bains salés comme adjuvants du traitement général. Les deux exemples que nous venons de présenter ne pourront que confirmer d'aussi justes appréciations.

II

TUMEURS FIBREUSES DE L'UTÉRUS

L'action des eaux de Salies sur certaines formes de tumeurs fibreuses de l'utérus n'est pas sans être connue du public médical. Notre savant compatriote et maître, M. le professeur Depaul, a été des premiers à la signaler, et il est à notre connaissance que beaucoup de praticiens éminents, parmi lesquels nous citerons le docteur Nonat, le professeur Trélat et le docteur Gallard, la préconisent aussi d'une façon toute particulière. Les témoignages émanant d'hommes aussi considérables par leur savoir et leur autorité en pareille matière suffiraient certes pour établir péremptoirement tout l'intérêt qui s'attache à ce côté spécial de l'action thérapeutique de nos eaux. Des observations multipliées étant venues d'autre part préciser l'étude clinique des faits, il n'est pas surprenant de voir, chaque année, augmenter le nombre de personnes atteintes de cette affection, qui viennent chercher à Salies une modification à leur état et l'y trouvent le plus souvent. Salies ne saurait avoir la prétention de faire à l'égard des tumeurs fibreuses ce que toutes les médications, en dehors de l'exérèse chirurgicale dans quelques cas, ont été impuissantes à obtenir, c'est-à-dire de

produire la cure radicale de ces productions morbi-
des. Mais ce qui paraît certain, c'est que nos eaux
favorisent dans des limites très appréciables l'atro-
phie progressive de ces néoplasies, et c'est là, on en
conviendra, une propriété qui n'est pas sans importance. Nous observons pour notre part, depuis
plusieurs années, une série de cas dans lesquels ce
phénomène curateur n'est pas douteux, et l'est si
peu pour les malades elles-mêmes que celles-ci
reviennent périodiquement dans notre station pour
y poursuivre la cure dont elles sont les premières à
constater les avantages. La plupart de nos cas se
rapportent à la variété de tumeurs dites sous-périto-
néales ; une fois, nous avons eu affaire à un fibroïde
nettement interstitiel. Presque toutes nos malades
sont encore règlées et en pleine période d'activité
utérine. La tumeur interstitielle existait sur une
personne en ménopause. Dans plusieurs cas la présence de ces tumeurs occasionnait d'assez fortes
hémorrhagies ; mais l'absence de ce symptôme, à
l'état inquiétant du moins, se retrouve dans la majorité de nos observations. Quels que soient du reste
les symptômes prédominants, l'effet curateur des
eaux de Salies nous paraît pouvoir se traduire par les
termes suivants : en premier lieu, arrêt sensible
dans le développement de la tumeur et que les malades, attentives à surveiller le progrès du mal, recon-
naissent elles-mêmes promptement. Cette période

d'arrêt peut durer plus ou moins longtemps ; puis survient une modification dans le volume de la tumeur qui semble s'affaisser et dans sa consistance qui devient plus dure. Dans les cas heureux, le résultat ne s'arrête pas là et nous avons par devers nous un exemple où le fibrome, gros d'abord comme le poing, avait fini par se réduire jusqu'à ne pouvoir être senti extérieurement.

Presque toujours les progrès accomplis se font très lentement ; il faut plusieurs cures successives avant d'arriver à une diminution très appréciable de la tumeur. D'autres fois l'évolution est plus rapide, et nous avons récemment assisté à un exemple de ce genre dont voici le résumé :

Madame V. B. âgée de 34 ans, mère de deux enfants dont la plus jeune a 7 ans environ, arrive à Salies le 25 août 1881. Malgré sa forte constitution elle paraît fatiguée, son teint est pâle. « Depuis environ 6 mois, me dit-elle, je voyais mon ventre augmenter tous les jours de volume, au point de me faire croire à une grossesse, quoique les règles n'aient jamais manqué et qu'elles soient même très-abondantes. » Ces pertes sanguines étaient accompagnées de douleurs violentes ; jamais avant cette époque, Madame V. B... n'avait souffert au moment de ses règles. Inquiétée et très-affaiblie par les douleurs et les pertes de sang, Madame V. B. alla consulter son médecin qui reconnut une tumeur fibreuse de l'utérus, seule cause des pertes et de l'augmentation de volume de l'abdomen. Il conseilla à la malade les bains salés de Salies. — A l'extérieur, la palpation abdominale me fit constater, au côté gauche une tumeur presque de la grosseur de la tête d'un fœtus, à contours réguliers, sans bosselures, de consistance solide, avec son mat à la percussion.

Par le toucher, je trouvai les culs-de-sac vaginaux effacés, et les mouvements communiqués à la matrice se transmettaient nettement à la tumeur. Sans me préoccuper des pertes sanguines qui n'existaient pas en ce moment, mais qui pouvaient reparaître, je fis prendre à Madame V. B. une série de trente bains salés en graduant progressivement le degré de salure, et chaque matin un verre de bouillon minéralisé avec 20 grammes d'eau mère. Dans la journée, application sur le ventre de compresses imbibées d'eau-mère. Ce traitement fut parfaitement supporté sans autre interruption que celle qui fut occasionnée par la période menstruelle, survenue après le quatorzième jour, et qui dura cinq jours dans des conditions normales. Au bout de vingt bains on pouvait déjà constater une modification de la consistance de la tumeur et comme un retrait dans son volume. Au départ de la malade, cette diminution était d'un bon tiers et le 23 novembre dernier, c'est-à-dire trois mois après, Madame V. B. m'écrivait pour m'annoncer que l'amélioration survenue dans sa santé se maintenait parfaitement. « Mes médecins, ajoutait-elle, ont constaté comme vous une diminution très-notable du volume de la tumeur et moi-même je sens qu'elle me gêne infiniment moins. »

Il y a donc eu ici, sous la seule influence du traitement chloruré sodique, intus et extra, non-seulement un arrêt manifeste dans la marche de la maladie, mais encore une rétrocession des plus appréciables avec amélioration des symptômes locaux et généraux qui l'accompagnaient.

Je relèverai de plus dans cette observation une particularité, c'est que les pertes assez abondantes

auxquelles Madame V. B. était sujette n'ont pas été
une contre-indication à l'emploi des bains ; et que la
malade a pu suivre son traitement sans en être
empêchée un instant par de nouvelles hémorrhagies.
Il est à remarquer en effet que, contrairement à ce
qui se passe pour certaines eaux thermales, bicar-
bonatées-sodiques ou sulfureuses, nos eaux chlorurées-
sodiques ne paraissent disposer ni à la congestion ni
à l'hémorrhagie utérines. Faut-il attribuer cette
circonstance, comme on l'a dit, à la nature même de
nos chlorurées-sodiques qui sont de pure lixiviation
et dépourvues de ces qualités indéfinissables qui
paraissent s'associer à la thermalité des eaux profondes ? Faut-il y voir une conséquence de cette sédation
générale imprimée par nos eaux à la circulation, et
au système nerveux, ainsi que j'aurai plus loin l'occasion de le montrer, et qu'on pourrait imputer à la
présence des bromures ? N'y a-t-il là enfin que le
résultat d'une action tonique propre exercée sur la
fibre utérine par la médication saline et s'opposant à
la production de ces phénomènes d'irritation qu'oc-
casionne si facilement la présence des fibroïdes ?
Quoiqu'il en soit de l'interprétation, le fait clinique
reste et il a son importance en montrant que non
seulement les eaux de Salies n'augmentent pas les
pertes dans cette maladie où la ménorrhagie constitue
la gravité la plus actuelle, mais encore combattent
avantageusement ce symptôme lorsqu'il existe.

Quant à l'action intime des eaux chlorurées-sodiques fortes, comme celles de Salies, sur la néoplasie utérine, elle peut s'expliquer en mettant en regard, d'un côté la constitution anatomique et l'évolution de ces sortes de tumeurs, de l'autre les effets thérapeutiques déjà indiqués de la médication chlorurée-sodique. Le fibrome utérin, comme l'ont établi les recherches histologiques, résulte, pour les uns, d'une hypertrophie progressive de l'élément fibro-musculaire de l'utérus (Lebert et Robin) ; pour d'autres (Virchow, Cornil), ce ne serait pas une hypertrophie d'éléments préexistants, mais une véritable néoformation de cellules musculaires, et c'est pour cela que la tumeur est souvent appelée *myome*. Quelque soit au fond le point de départ, un fait est acquis, c'est que la tumeur, une fois formée, a une tendance toute particulière à s'isoler du tissu propre de l'utérus dont elle reste séparée par une cellulosité plus ou moins lâche, et garde cette indépendance anatomique malgré l'extension qu'elle peut prendre. Très-peu vasculaires d'autre part, les fibromes ont pour ainsi dire une vie parasitaire et avec le temps, ils finissent par subir des modifications régressives, pouvant arriver jusqu'à l'infiltration calcaire, la pétrification. Plus rarement, et nous en connaissons un exemple, vierge encore de tout traitement minéral, ils deviennent le siége de véritables cavités kystiques qui se vident spontanément dans l'intérieur même de l'utérus.

Etant donnée la connaissance de ce processus, le traitement médical de la tumeur ne saurait avoir qu'un but: aider à l'énucléation du fibroïde et provoquer sa résolution naturelle. C'est à cet ordre d'idées que correspond le traitement dit *atrophique*, dont les altérants et les résolutifs médicamenteux forment la base. A ce titre assurément nul assemblage de médicaments ne pouvait mieux convenir que nos eaux chlorurées-sodiques, bromo-iodurées, qui présentent dans leur composition et, à doses élevées, les principes minéralisateurs les plus propres à exercer sur les néoplasmes cette action altérante et résolutive qui a pour but de préparer la résorption interstitielle des éléments anatomiques de nouvelle formation. De là son appropriation spéciale. Mais comme le dit l'éminent inspecteur de Vichy, M. Durand-Fardel, à propos des eaux similaires de Salins (Jura) « il faut bien s'entendre sur la portée de cette action résolutive. Celle-ci ne peut s'exercer en aucune façon sur le tissu fibreux lui-même, c'est-à-dire sur la néoplasie achevée. Mais le travail néoplasique ne s'accomplit pas d'emblée. Il est précédé et préparé par une hyperplasie du tissu conjonctif sur lequel on a encore de la prise, qui est le véritable objectif, et le seul qui puisse subir un traitement résolutif quelconque. Les tumeurs fibreuses sont enveloppées d'une sorte d'atmosphère d'éléments jeunes, non encore transformés, dont il est possible d'enrayer ou de retarder l'évolution ultérieure. » Nous savons d'autre part que la *contractilité* propre des myomes est une des propriétés les plus intéressantes qui ait été constatée par Virchow sur cette variété de tumeurs. C'est cette contractilité qui fait, d'après le savant professeur de Berlin, que ces tumeurs ont une consistance très-différente suivant le moment où on les examine pendant la vie, tantôt molles, en relâchement, tantôt dures en contraction. Rapprochant ce fait de cet autre fait énoncé plus haut à savoir que les chlorures alcalins, surtout le chlorure de potassium ont le pouvoir d'augmenter la combustion respiratoire des tissus musculaires, (Gubler) d'exciter leur contractilité (Liebig), ne pourrait-on pas se demander si nos eaux ne contribuent pas jusqu'à un certain point à activer la contractilité des myomes et à favoriser ainsi le travail d'isolement, de régression et de résorption qui est le but thérapeutique poursuivi ? Mais nous n'insisterons pas sur ce côté trop délicat, comme nous l'avons déjà dit, et peut-être trop facile aussi de l'interprétation physiologique adaptée au fait clinique. C'est ce dernier, en définitive, qui a seul de l'importance, et nous le croyons difficilement contestable pour tous ceux qui ont observé des fibromes traités à Salies. Nos eaux n'agiraient-elles qu'en enrayant le développement de ces tumeurs et en favorisant dans certaines limites leur évolution régressive, que le service rendu serait encore considérable dans une maladie où toutes les médications sont le plus souvent impuissantes et que l'on est parfois obligé d'abandonner à elle-même.

III

CHORÉES

C'est à notre prédécesseur à l'inspectorat, M. le docteur Nogaret, que revient le mérite d'avoir le premier attiré l'attention sur l'action des eaux de Salies dans certaines névroses. Les observations relatées dans ses différents mémoires se rapportent principalement soit à des névralgies de la face, à des névralgies sciatiques et autres, soit à des états nerveux variés, souvent hystériformes, et la plupart du temps liés à des anémies confirmées. Il n'y est pas question de chorées proprement dites, mais l'action favorable de nos eaux dans les névroses en général une fois établie, il n'y avait qu'un pas à faire pour les appliquer d'une façon méthodique au traitement des chorées légitimes et des différents états choréiques. C'est surtout dans ces derniers temps qu'on est entré dans cette voie et qu'on a vu des malades atteints de ces pénibles affections venir chercher dans nos thermes un soulagement à leurs souffrances. Tout le monde, à Salies, pourrait mettre des noms sur telles et telles personnes, reconnaissables à leur démarche et à l'incoordination caractéristique de leurs mouvements, qui ont obtenu par une ou

plusieurs saisons de bains salés une guérison vaine-
ment cherchée ailleurs.

La clinique des eaux de Salies dans la chorée est
toutefois loin d'être faite. Cela tient à plusieurs raisons. D'abord, il y a relativement peu de temps qu'on
a recours à ce mode de traitement et le nombre des
cas observés ne saurait être dès lors considérable
encore. On sait d'autre part que la multiplicité des
types de la maladie est assez grande. Depuis ces formes extrêmes, générales, à marche quasi-aiguë qui
constituent *la danse de St-Guy* classique et dont la
description est présente à tous les esprits, jusqu'à
ces formes plus légères de la maladie, la plupart du
temps chroniques, tantôt uni-latérales (hémichorées),
tantôt partielles et ne déterminant que des secousses
isolées dans certains groupes musculaires, tous les
intermédiaires peuvent être observés. Souvent enfin
des troubles choréiformes, simplement symptomati-
ques de quelque lésion médullaire ou encéphalique
et sans connexité avec la chorée véritable sont mis
sur le compte de cette névrose. De là résulte une
certaine confusion, et l'on comprend qu'une statisti-
que nombreuse et bien exacte sera nécessaire avant
de pouvoir poser d'une façon précise les règles de
l'appropriation de nos eaux au traitement de la maladie en question. C'est pour apporter notre pierre à
l'édifice que nous relatons aujourd'hui les deux cas
suivants, récemment observés et traités par nous à
Salies.

OBSERVATION I. — Mademoiselle L..., âgée de 16 ans, grande, blonde, le teint pâle, d'un tempérament lymphatique, chloro-anémique, n'a jamais été règlée. En 1879 son père, employé du chemin de fer du Midi fut écrasé par un wagon. L'enfant, en voyant son père mort et horriblement mutilé s'évanouit, et bientôt après son corps fut pris d'un tremblement général et de convulsions violentes. C'était le début brusque, instantané, d'une chorée générale. Quand Mademoiselle L... revint de son évanouissement, ses bras étaient le siège de mouvements désordonnés ; elle ne pouvait marcher; ses jambes remuaient en tout sens; le visage était déformé par les plus singulières grimaces ; la voix était saccadée. Le sommeil devint très-agité ; les mouvements convulsifs persistaient pendant le sommeil, et l'intensité de ces mouvements était la même le matin et le soir. Le traitement ordinaire de la chorée n'ayant produit aucun effet sur cette jeune fille, elle fut envoyée à Salies neuf mois après le début de sa maladie. Quand Mademoiselle L... se présenta à ma consultation, tous les symptômes décrits plus haut existaient dans leur plein ; la marche lui était si difficile qu'on était obligé de la soutenir. En présence de cet état morbide constitué d'un côté par la névrose convulsive et de l'autre par le lymphatisme et la chloroanémie préexistantes ; je dirigeai mon traitement en conséquence. Contre l'anémie et le lymphatisme, je prescrivis les bains salés ordinaires en procédant par graduation progressive de 11° de saturation à 22° à l'aréomètre de Baumé, la température du bain ne dépassant jamais 29° centigrades. Contre l'état nerveux, j'ajoutai au bain salé 10 litres d'eaumère par bain ; en même temps je fis prendre à la malade quelques douches d'eau salée froide à 16° centigrades. Dans le bain la jeune fille était, dès le début, sensiblement plus calme. Au quinzième bain, les règles apparurent pour la première fois ; les mouvements étaient moins violents et peu à peu nous assistâmes non-seulement à la diminution,

mais encore à la cessation presque complète de ces convulsions désharmoniques si accentuées avant le traitement
thermal. Mademoiselle L... avait pris quarante bains et
trente douches.

Au mois de novembre dernier, Mademoiselle L... était si
bien guérie qu'elle put entrer dans un pensionnat pour y
préparer ses examens d'institutrice. Depuis, la guérison n'a
fait que se confirmer.

OBSERVATION II. — Mademoiselle H..., âgée de 17 ans,
grande, pâle, lymphatique, faible de constitution, sans antécédents rhumatismaux, est atteinte depuis quinze mois de
mouvements presque continuels et involontaires du bras et
de la jambe gauches. La marche est saccadée, l'appétit
nul, le sommeil impossible. Elle ne peut obtenir un peu de
repos que par de fortes doses de bromure de potassium.
Pendant la nuit, les contractions cessent. Les traitements
habituels de la chorée n'ayant pas donné de résultats, on
envoie Mademoiselle H... aux bains de Salies, et lorsqu'elle
se présenta à ma consultation, je constatai les symptômes
décrits ci-dessus. Mes prescriptions furent les mêmes et
pour les mêmes motifs, que dans le cas précédent : bains
salés à 29° centigrades de chaleur, par progression crois-
sante de 11° de saturation à l'aréomètre de Baumé jusqu'à
22°, c'est-à-dire des bains à moitié, aux trois-quarts et
entièrement salés, chaque bain additionné de 10 litres d'eau-
mère ; douches froides d'eau salée à 16° centigrade. Ici
encore j'eus à noter des phénomènes à peu près semblables :
sédation très appréciable pendant toute la durée du bain ;
sentiment de calme et de repos éprouvé par la malade ;
retour graduel du sommeil ; au vingtième bain, réapparition
des règles qui avaient manqué depuis trois mois ; diminution chaque jour plus accentuée des mouvements choréiques. Après quarante bains et trente douches, Mademoiselle H... pouvait rentrer chez elle avec une amélioration
voisine de la guérison. Deux mois après elle était complètement guérie.

Voilà donc deux types de chorées bien avérées, l'une d'origine émotive, relativement récente, à manifestations multipliées, générales, l'autre d'origine mal définie, de date plus ancienne, bornée à un côté du corps, mais toutes les deux ayant cela de commun qu'elles surviennent, en dehors de toute coïncidence rhumatismale, sur des jeunes personnes mal réglées, lympathiques et anémiques. Dans les deux cas, la même méthode de traitement thermal est employée et est suivie du même succès. On aurait mauvaise grâce à ne pas y voir le résultat d'une action bien déterminée exercée par les eaux de Salies.

Ces deux succès ne sont pas du reste les seuls que nous ayons par devers nous. Bien qu'ils n'aient pas été traités par nous, nous croyons pouvoir citer aussi, pour les avoir vus de près, deux cas de guérison après plusieurs saisons à Salies, l'un chez une jeune fille profondément chloro-anémique et sans antécédents rhumatismaux, atteinte d'hémichorée, l'autre chez un jeune homme de 15 à 16 ans, présentant des mouvements choréiques partiels de la face et des muscles du tronc. Nous rappellerons aussi le cas dont il a été question à propos de la kératite-parenchymateuse, et où une amélioration très-sensible, sinon la guérison, a été obtenue. Cet exemple est le seul de notre série actuelle où la coïncidence de manifestations rhumatismales ait existé ; mais nous avons fait remarquer aussi qu'il y avait certaines raisons, spécificité congénitale entre autres, présence du tœnia, et coëxistence de quelques symptômes pouvant faire supposer une cause centrale, qui ne permettaient pas de la classer d'une façon indiscutable dans le cadre des chorées rhumatismales.

Enfin, nous devons mentionner aussi non plus un succès, mais une aggravation des accidents telle que nous fûmes obligé de suspendre le traitement thermal, chez un jeune homme fort, vigoureux, d'apparence plutôt pléthorique et avec excitation cardiaque assez marquée, qui était venu à Salies pour une hémichorée droite bien caractérisée.

Cela ferait donc une série de six cas avérés sur lesquels nous avons pu vérifier les effets des eaux de Salies. Sur ces six cas, il y a eu deux fois guérison complète après une seule saison ; deux fois une guérison également, après plusieurs saisons ; une fois une amélioration sensible, et une autre fois une aggravation des accidents, celle-ci s'expliquant par l'excitation cardiaque et par l'apparence pléthorique de l'individu.

La proportion des succès est donc assez encourageante, et si nos statistiques ultérieures, jointes à celles de nos confrères, viennent à confirmer ces résultats, le doute ne sera plus permis sur les ressources vraiment remarquables que l'on peut trouver dans nos eaux pour le traitement des formes rebelles de la chorée,

Je dis des formes rebelles, chroniques, parce que ce sont généralement celles qui nous sont et nous seront envoyées, les traitements ordinaires venant à bout le plus fréquemment des formes communes, aiguës, surtout chez les enfants ; mais s'il est démontré que nos bains salés sont favorables aux types chroniques, ne pourrait-on pas les appliquer aussi aux chorées récentes avec tout autant d'avantages et avec des chances d'obtenir plus rapidement encore la guérison ? Nous le croyons, pour notre part, à condition qu'il n'y ait pas de contre-indications tirées de l'état du cœur ou de l'existence actuelle de manifestations rhumatismales. Mais l'expérience seule pourra prononcer à cet égard.

Quel est maintenant le mode d'action de nos eaux dans cette maladie ? Quelques mots sur sa nature et ses éléments constitutifs nous paraissent nécessaires pour l'interpréter.

Physiologiquement, la chorée est une névrose convulsive caractérisée par des mouvements désharmoniques et involontaires dus eux-mêmes, ainsi que cela résulte des travaux les plus récents, à une exaltation de la puissance excito-motrice qui réside dans la moelle, le bulbe et les autres parties de l'encéphale.

Cliniquement, deux faits principaux dominent cette entité morbide : 1° la coïncidence habituelle ainsi que l'ont prouvé les remarquables recherches du profes-

seur Sée, de manifestations arthritiques et cardiaques
d'origine rhumatismale ; 2° la coexistence, presque
constante, surtout dans les formes chroniques, des
altérations du sang qui constituent l'anémie, le
choro-anémie, l'hypoglobulie en un mot. Ce dernier
fait est tellement acquis qu'il a servi de point de
départ à la théorie discrasique de la chorée. *Sanguis
moderator nervorum*, disaient les anciens. Là où le
sang est riche en globules, le fonctionnement du système nerveux ne laisse généralement rien à désirer ;
là où le sang est pauvre, dépourvu de ses éléments
plastiques, le désarroi survient rapidement. Personne ne conteste les relations qui existent entre les
altérations du sang et le trouble des éléments sen-
sitifs. « La névralgie, a-t-on dit, est le cri d'appel des
nerfs qui demandent un sang jeune ». Mais si l'anémie amène dans un certain ordre un accroissement
pénible des phénomènes physiologiques, la douleur
n'étant qu'une exagération sensitive, ne serait-il
pas rationnel d'admettre qu'elle peut agir de même
sur les centres moteurs et déterminer par suite ces
troubles de coordination, « cette folie du mouvement » comme l'appelait Bouillaud, qui caractérisent
la chorée? Cette déduction théorique nous semble
toute naturelle ; elle découle d'ailleurs de l'examen
clinique des faits et nous ne saurions, quant à nous,
comprendre sans cette donnée l'action des eaux de
Salies dans les chorées.

Nous savons en effet qu'essentiellement toniques et reconstituantes, les eaux chorurées sodiques sont un des moyens les plus propres à combattre les accidents résultant de l'anémie, en imprimant à l'organisme une activité nouvelle et en favorisant le renouvellement des globules sanguins. A ce titre elles s'adressent donc merveilleusement à un des facteurs principaux de la chorée, l'anémie. Reste l'autre facteur, c'est-à-dire l'exaltation de la puissance excito-motrice. Conséquence de la première, cette manifestation, est naturellement modifiée en même temps qu'elle ; mais de plus, les eaux de Salies, si riches en bromures alcalins, — ces toniques vaso-moteurs dont on connaît la puissance sédative, (1) — interviennent encore ici en agissant directement sur l'élément nerveux. Nogaret attribuait à la présence du bromure de magnésium toute l'action des eaux de Salies dans les névroses, et Garrigou, dans la discussion qui suivit, en 1872, la communication de Nogaret à la réunion des Sociétés Savantes, à Pau, se rallia à cette manière de voir, en insistant sur la richesse sans égale en bromures alcalins et surtout en bromure de magnésium (8 à 10 grammes par litre) que ses analyses lui avaient fait reconnaître dans les eaux-mères. Nous ne saurions que nous associer à cette opinion, et c'est pour

(1) Voir l'intéressante *Etude comparée du Médicament et de la série médicamenteuse. (Série sédative et excito-motrice* de notre excellent confrère et ami, le Dr Duboué, de Pau). (Masson. — 1881).

cela que dans le traitement de nos chorées nous avons soin d'ajouter de notables quantités d'eau-mère aux bains salés; mais tout en admettant l'action éminemment sédative de ces eaux-mères, nous la croyons cependant subordonnée jusqu'à un certain point à l'action tonique, primitive des bains salés.

Faut-il, d'autre part, laisser complètement de côté l'action calmante propre aux bains eux-mêmes, pris à une température hypothermique (28 à 29°) comme celle que nous leur donnons ? Nous ne le pensons pas. On n'a pas oublié la vogue dont ont joui long-temps les bains tièdes prolongés dans la chorée et surtout les bains froids accompagnés on non d'affu-sions sur la tête. C'était le moyen auquel Dupuytren donnait la préférence, et Grisolle déclare avoir vu à la clinique du grand chirurgien des succès incontes-tables obtenus par cette méthode. On n'ignore pas non plus que les bains de Salies, pris à la tempéra-ture indiquée plus haut et qui est parfaitement sup-portée en raison de la densité de l'eau salée, ont la propriété, sur laquelle Nogaret a beaucoup insisté, d'amener un ralentissement de la circulation et du pouls, par augmentation probable et momentanée de la pression sanguine. Il est donc possible que cette influence balnéaire même ne soit pas absolument étrangère aux effets immédiats produits par les bains dans la chorée, et que nous avons notés dans nos deux observations, où les mouvements convulsifs subissaient une diminution appréciable pendant la durée du bain. De même pour les phénomènes réflexes qui ont pour origine l'imprégnation saline de la surface entamé. Mais assurément la part de ces divers éléments de la médication thermale n'est qu'accessoire et la part principale revient incontestablement, d'un côté à l'action tonique et reconstituant des eaux, de l'autre aux effets sédatifs produits par l'absorption de certains principes minéralisateurs.

On voit dès lors à quelle catégorie de chorées nos eaux sont principalement appropriées. C'est à celles où domine l'hypoglobulie, tandis qu'elles seront contre indiquées dans celles, fort rares à la vérité, où il y a plutôt pléthore, comme nous en avons relaté un cas.

L'expérience nous manque pour dire encore jusqu'à quel point elles peuvent être contre indiquées également dans les chorées où il y a coïncidence d'affection cardiaque (péri-cardite ou endocardite valvulaire). Par déduction, nous ne craindrions peut-être pas de les employer s'il n'y avait pas d'état aigu ou subaigu bien déterminé ; mais nous ne le ferions cependant qu'avec la plus grande prudence. Nous agirions de même pour les manifestations rhumatismales coexistantes, appropriant la médication à l'état actuel du sujet. L'avenir nous fixera du reste à cet égard. Nous n'avons voulu pour aujourd'hui qu'apporter cette contribution à l'étude du traitement de la chorée par nos eaux, heureux si ces observations peuvent servir à attirer davantage sur ce point l'attention du public médical.

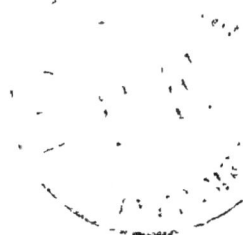

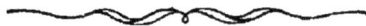

~~~~~~

Pau. — Imprimerie Garet, rue des Cordeliers, 11.

www.ingramcontent.com/pod-product-compliance
Lightning Source LLC
Chambersburg PA
CBHW071347200326
41520CB00013B/3130